KETO FACILE

LA SÉLECTION LA PLUS DÉLICIEUSE DE RECETTES DE FRUITS DE MER ET DE VOLAILLE POUR PERDRE DU POIDS ET OBTENIR PLUS D'ÉNERGIE

PHILIPPE MICHEL MARTIN

Table des matières

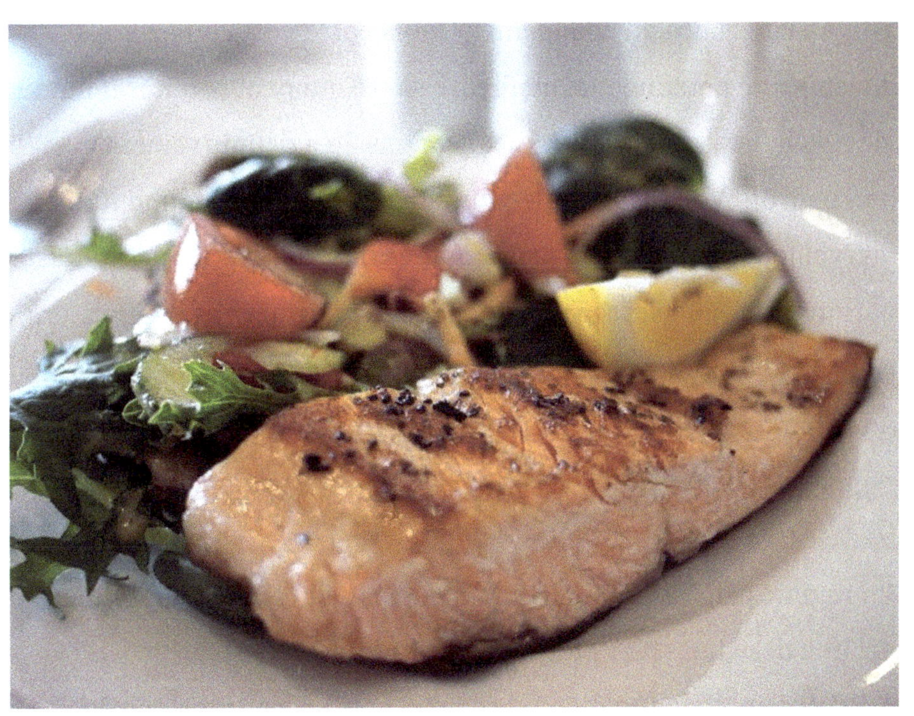

Introduction

Voulez-vous faire un changement dans votre vie? Voulez-vous devenir une personne en meilleure santé qui peut profiter d'une vie nouvelle et améliorée? Ensuite, vous êtes définitivement au bon endroit. Vous êtes sur le point de découvrir une alimentation merveilleuse et très saine qui a changé des millions de vies. Nous parlons du régime cétogène, un mode de vie qui vous hypnotisera et qui fera de vous une nouvelle personne en un rien de temps. Alors, asseyons-nous, détendons-nous et apprenons-en plus sur le régime cétogène.

Un régime céto est un régime faible en glucides. C'est la première et l'une des choses les plus importantes que vous devriez maintenant. Au cours d'un tel régime, votre corps fabrique des cétones dans votre foie et celles-ci sont utilisées comme énergie. Votre corps produira moins d'insuline et de glucose et un état de cétose est induit.

La cétose est un processus naturel qui apparaît lorsque notre apport alimentaire est inférieur à la normale. Le corps s'adaptera bientôt à cet état et donc vous pourrez perdre du poids en un rien

de temps mais vous deviendrez également en meilleure santé et vos performances physiques et mentales s'amélioreront.
Votre glycémie s'améliorera et vous ne serez pas prédisposé au diabète.
En outre, l'épilepsie et les maladies cardiaques peuvent être évitées si vous suivez un régime cétogène.
Votre taux de cholestérol s'améliorera et vous vous sentirez très bien en un rien de temps.
Comment ça sonne?

Un régime cétogène est simple et facile à suivre tant que vous suivez quelques règles simples. Vous n'avez pas besoin de faire d'énormes changements, mais vous devez savoir certaines choses.
Alors voilà!

Si vous suivez un régime cétogène, vous ne pouvez pas manger:

- Grains comme le maïs, les céréales, le riz, etc.
- Fruits comme les bananes
- Sucre
- Haricots secs
- Mon chéri
- Pommes de terre
- Ignames

Si vous suivez un régime cétogène, vous pouvez manger:

- Les légumes verts comme les épinards, les haricots verts, le chou frisé, le bok choy, etc.
- Viande comme la volaille, le poisson, le porc, l'agneau, le bœuf, etc.
- Des œufs
- Légumes au-dessus du sol comme le chou-fleur ou le brocoli, le chou nappa ou le chou ordinaire
- Noix et graines
- Fromage
- Ghee ou beurre
- Avocats et toutes sortes de baies
- Édulcorants comme l'érythritol, le splenda, la stévia et d'autres qui ne contiennent que quelques glucides
- Huile de noix de coco
- Huile d'avocat
- Huile d'olive

La liste des aliments que vous êtes autorisé à manger pendant un régime céto est permissive et riche, comme vous pouvez le constater par vous-même.

Donc, nous pensons qu'il devrait être assez facile pour vous de commencer un tel régime.

Si vous avez déjà fait ce choix, il est temps de consulter notre incroyable collection de recettes de céto.
Vous découvrirez 50 des meilleures recettes de fruits de mer et de volaille cétogènes au monde et vous serez bientôt en mesure de préparer chacune de ces recettes.

Commençons maintenant notre voyage culinaire magique!
Mode de vie cétogène... nous y voilà!
Prendre plaisir!

Fruit de mer

Ragoût de crevettes

Avez-vous déjà essayé quelque chose comme ça?

Temps de préparation: 10 minutes

Temps de cuisson: 15 minutes

Portions: 6

Ingrédients:

- ¼ tasse d'oignon jaune, haché
- ¼ tasse d'huile d'olive
- 1 gousse d'ail émincée
- 1 livre et ½ de crevettes, pelées et déveinées
- ¼ tasse de poivron rouge, rôti et haché
- 14 onces de tomates en conserve, hachées
- ¼ tasse de coriandre hachée
- 2 cuillères à soupe de sauce sriracha
- 1 tasse de lait de coco
- Sel et poivre noir au goût
- 2 cuillères à soupe de jus de citron vert

Les directions:

1. Chauffer une poêle avec l'huile à feu moyen, ajouter l'oignon, remuer et cuire 4 minutes.

2. Ajouter les poivrons et l'ail, remuer et cuire encore 4 minutes.
3. Ajouter la coriandre, les tomates et les crevettes, remuer et cuire jusqu'à ce que les crevettes deviennent roses.
4. Ajouter le lait de coco et la sauce sriracha, remuer et porter à ébullition douce.
5. Ajouter le sel, le poivre et le jus de lime, remuer, transférer dans des bols et servir.

Prendre plaisir!

Nutrition: calories 250, matières grasses 12, fibres 3, glucides 5, protéines 20

crevettes Alfredo

Ça a l'air incroyable!

Temps de préparation: 10 minutes

Temps de cuisson: 20 minutes

Portions: 4

Ingrédients:

- 8 onces de champignons, hachés
- 1 bouquet d'asperges, coupé en morceaux moyens
- 1 livre de crevettes, pelées et déveinées
- Sel et poivre noir au goût
- 1 courge spaghetti, coupée en deux
- 2 cuillères à soupe d'huile d'olive
- 2 cuillères à café d'assaisonnement italien
- 1 oignon jaune, haché
- 1 cuillère à café de flocons de piment rouge, écrasés
- ¼ tasse de ghee
- 1 tasse de parmesan râpé
- 2 gousses d'ail émincées
- 1 tasse de crème épaisse

Les directions:

1. Placer les moitiés de courge sur une plaque à pâtisserie tapissée, introduire au four à 425 degrés F et rôtir pendant 40 minutes.
2. Scoop à l'intérieur et mettre dans un bol.
3. Mettez de l'eau dans une casserole, ajoutez du sel, portez à ébullition à feu moyen, ajoutez les asperges, faites cuire à la vapeur pendant quelques minutes, transférez dans un bol rempli d'eau glacée, égouttez et laissez de côté.
4. Chauffer une poêle avec l'huile à feu moyen, ajouter les oignons et les champignons, remuer et cuire 7 minutes.
5. Ajouter les flocons de piment, l'assaisonnement italien, le sel, le poivre, la courge et les asperges, remuer et cuire encore quelques minutes.
6. Faire chauffer une autre poêle avec le ghee à feu moyen, ajouter la crème épaisse, l'ail et le parmesan, remuer et cuire 5 minutes.
7. Ajouter les crevettes dans cette casserole, remuer et cuire 7 minutes.
8. Répartir les légumes dans des assiettes, garnir de crevettes et de sauce et servir.

Prendre plaisir!

Nutrition: calories 455, lipides 6, fibres 5, glucides 4, protéines 13

Soupe aux crevettes et pois mange-tout

C'est l'une des meilleures façons de déguster des crevettes!

Temps de préparation: 10 minutes

Temps de cuisson: 10 minutes

Portions: 4

Ingrédients:

- 4 oignons verts, hachés
- 1 cuillère à soupe et demie d'huile de coco
- 1 petite racine de gingembre, hachée finement
- 8 tasses de bouillon de poulet
- ¼ tasse de noix de coco aminos
- 5 onces de pousses de bambou en conserve, tranchées
- Poivre noir au goût
- ¼ cuillère à café de sauce de poisson
- 1 livre de crevettes, pelées et déveinées
- ½ livre de pois mange-tout
- 1 cuillère à soupe d'huile de sésame
- ½ cuillère à soupe d'huile de piment

Les directions:

1. Chauffer une casserole avec l'huile de coco à feu moyen, ajouter les oignons verts et le gingembre, remuer et cuire 2 minutes.
2. Ajouter les aminos de noix de coco, le bouillon, le poivre noir et la sauce de poisson, remuer et porter à ébullition.
3. Ajouter les crevettes, les pois mange-tout et les pousses de bambou, remuer et cuire 3 minutes.
4. Ajouter l'huile de sésame et l'huile de chili chaude, remuer, répartir dans des bols et servir.

Prendre plaisir!

Nutrition: calories 200, lipides 3, fibres 2, glucides 4, protéines 14

Plat de moules simple

Vous n'avez besoin que de quelques ingrédients simples pour faire un plat savoureux et rapide!

Temps de préparation: 5 minutes

Temps de cuisson: 5 minutes

Portions: 4

Ingrédients:

- 2 livres de moules, ébarbées et frottées
- 2 gousses d'ail émincées
- 1 cuillère à soupe de ghee
- Un peu de jus de citron

Les directions:

1. Mettez de l'eau dans une casserole, ajoutez les moules, portez à ébullition à feu moyen, faites cuire 5 minutes, retirez du feu, jetez les moules non ouvertes et transférez-les dans un bol.
2. Dans un autre bol, mélanger le ghee avec l'ail et le jus de citron, fouetter et chauffer au micro-ondes pendant 1 minute.
3. Versez sur les moules et servez-les tout de suite.

Prendre plaisir!

Nutrition: calories 50, lipides 1, fibres 0, glucides 0,5, protéines 2

Calmars frits simples et sauce savoureuse

C'est l'un de nos plats de calamars céto préférés!

Temps de préparation: 10 minutes

Temps de cuisson: 20 minutes

Portions: 2

Ingrédients:

- 1 calmar, coupé en rondelles moyennes
- Une pincée de poivre de Cayenne
- 1 œuf, battu
- 2 cuillères à soupe de farine de coco
- Sel et poivre noir au goût
- Huile de coco pour la friture
- 1 cuillère à soupe de jus de citron
- 4 cuillères à soupe de mayonnaise
- 1 cuillère à café de sauce sriracha

Les directions:

1. Assaisonner les anneaux de calmar avec du sel, du poivre et du poivre de Cayenne et les mettre dans un bol.
2. Dans un bol, fouettez l'œuf avec le sel, le poivre et la farine de noix de coco et fouettez bien.
3. Draguez des anneaux de calamars dans ce mélange.
4. Faites chauffer une poêle avec suffisamment d'huile de coco à feu moyen, ajoutez les anneaux de calamars, faites-les cuire jusqu'à ce qu'ils deviennent dorés des deux côtés.
5. Transférer sur du papier absorbant, égoutter la graisse et mettre dans un bol.
6. Dans un autre bol, mélanger la mayonnaise avec le jus de citron et la sauce sriracha, bien mélanger et servir vos rondelles de calamars avec cette sauce à part.

Prendre plaisir!

Nutrition: calories 345, matières grasses 32, fibres 3, glucides 3, protéines 13

Calmars Et Crevettes Au Four

Ce plat de fruits de mer cétogène est excellent!

Temps de préparation: 10 minutes

Temps de cuisson: 20 minutes

Portions: 1

Ingrédients:

- 8 onces de calamars, coupés en rondelles moyennes
- 7 onces de crevettes, pelées et déveinées
- 1 oeuf
- 3 cuillères à soupe de farine de coco
- 1 cuillère à soupe d'huile de coco
- 2 cuillères à soupe d'avocat, haché
- 1 cuillère à café de concentré de tomate
- 1 cuillère à soupe de mayonnaise
- Un soupçon de sauce Worcestershire
- 1 cuillère à café de jus de citron
- 2 tranches de citron
- Sel et poivre noir au goût
- ½ cuillère à café de curcuma

Les directions:

1. Dans un bol, fouettez l'œuf avec l'huile de coco.
2. Ajouter les anneaux de calamars et les crevettes et mélanger pour enrober.
3. Dans un autre bol, mélanger la farine avec le sel, le poivre et le curcuma et remuer.
4. Draguez les calamars et les crevettes dans ce mélange, placez le tout sur une plaque à pâtisserie tapissée, introduisez au four à 400 degrés F et faites cuire au four pendant 10 minutes.
5. Retourner les calamars et les crevettes et cuire 10 minutes de plus.
6. Pendant ce temps, dans un bol, mélanger l'avocat avec la mayonnaise et la pâte de tomate et écraser à l'aide d'une fourchette.
7. Ajouter la sauce Worcestershire, le jus de citron, le sel et le poivre et bien mélanger.
8. Répartir les calamars et les crevettes cuits au four dans des assiettes et servir avec la sauce et le jus de citron à part.

Prendre plaisir!

Nutrition: calories 368, matières grasses 23, fibres 3, glucides 10, protéines 34

Salade de poulpe

C'est tellement frais et léger!

Temps de préparation: 10 minutes

Temps de cuisson: 40 minutes

Portions: 2

Ingrédients:

- 21 onces de poulpe, rincé
- Jus de 1 citron
- 4 branches de céleri, hachées
- 3 onces d'huile d'olive
- Sel et poivre noir au goût
- 4 cuillères à soupe de persil haché

Les directions:

1. Mettre la pieuvre dans une casserole, ajouter de l'eau pour couvrir, couvrir la casserole, porter à ébullition à feu moyen, cuire 40 minutes, égoutter et laisser refroidir.
2. Hachez le poulpe et mettez-le dans un saladier.
3. Ajouter les tiges de céleri, le persil, l'huile et le jus de citron et bien mélanger.
4. Assaisonner de sel et de poivre, mélanger à nouveau et servir.

Prendre plaisir!

Nutrition: calories 140, matières grasses 10, fibres 3, glucides 6, protéines 23

Chaudrée de palourdes

C'est parfait pour une journée d'hiver très froide!

Temps de préparation: 10 minutes

Temps de cuisson: 2 heures

Portions: 4

Ingrédients:

- 1 tasse de branches de céleri, hachées
- Sel et poivre noir au goût
- 1 cuillère à café de thym moulu
- 2 tasses de bouillon de poulet
- 14 onces de jeunes palourdes en conserve
- 2 tasses de crème à fouetter
- 1 tasse d'oignon, haché
- 13 tranches de bacon, hachées

Les directions:

1. Chauffer une poêle à feu moyen, ajouter les tranches de bacon, les faire dorer et les transférer dans un bol.
2. Chauffer la même poêle à feu moyen, ajouter le céleri et l'oignon, remuer et cuire 5 minutes.
3. Transférez le tout dans votre mijoteuse, ajoutez également le bacon, les petites palourdes, le sel, le poivre, le bouillon, le thym et la crème à fouetter, remuez et faites cuire à puissance élevée pendant 2 heures.
4. Répartir dans des bols et servir.

Prendre plaisir!

Nutrition: calories 420, matières grasses 22, fibres 0, glucides 5, protéines 25

Délicieux flet et crevettes

Vous venez d'avoir l'occasion d'apprendre une incroyable recette de céto!

Temps de préparation: 10 minutes

Temps de cuisson: 20 minutes

Portions: 4

Ingrédients:

Pour l'assaisonnement:

- 2 cuillères à café de poudre d'oignon
- 2 cuillères à café de thym séché
- 2 cuillères à café de paprika doux
- 2 cuillères à café d'ail en poudre
- Sel et poivre noir au goût
- ½ cuillère à café de piment de la Jamaïque, moulu
- 1 cuillère à café d'origan séché
- Une pincée de poivre de Cayenne
- ¼ cuillère à café de muscade, moulue
- ¼ cuillère à café de clou de girofle
- Une pincée de cannelle en poudre

Pour l'étouffée:

- 2 échalotes, hachées
- 1 cuillère à soupe de ghee
- 8 onces de bacon, tranché
- 1 poivron vert, haché
- 1 branche de céleri, hachée
- 2 cuillères à soupe de farine de coco
- 1 tomate, hachée
- 4 gousses d'ail émincées
- 8 onces de crevettes, pelées, déveinées et hachées
- 2 tasses de bouillon de poulet
- 1 cuillère à soupe de lait de coco
- Une poignée de persil haché
- 1 cuillère à café de sauce Tabasco
- Sel et poivre noir au goût

Pour la plie:

- 4 filets de plie
- 2 cuillères à soupe de ghee

Les directions:

1. Dans un bol, mélanger le paprika avec le thym, l'ail et la poudre d'oignon, le sel, le poivre, l'origan, le piment de la Jamaïque, le poivre de Cayenne, les clous de girofle, la muscade et la cannelle et remuer.
2. Réservez 2 cuillères à soupe de ce mélange, frottez la plie avec le reste et laissez de côté.
3. Chauffer une poêle à feu moyen, ajouter le bacon, remuer et cuire 6 minutes.
4. Ajouter le céleri, le poivron, les échalotes et 1 cuillère à soupe de ghee, remuer et cuire 4 minutes.
5. Ajouter la tomate et l'ail, remuer et cuire 4 minutes.
6. Ajouter la farine de noix de coco et l'assaisonnement réservé, remuer et cuire encore 2 minutes.
7. Ajouter le bouillon de poulet et porter à ébullition.
8. Pendant ce temps, chauffer une casserole avec 2 cuillères à soupe de ghee à feu moyen-élevé, ajouter le poisson, cuire 2 minutes, retourner et couper encore 2 minutes.
9. Ajouter les crevettes à la poêle avec le bouillon, remuer et cuire 2 minutes.
10. Ajouter le persil, le sel, le poivre, le lait de coco et la sauce Tabasco, remuer et retirer du feu.

11. Répartir le poisson sur des assiettes, garnir de sauce aux crevettes et servir.

Prendre plaisir!

Nutrition: calories 200, lipides 5, fibres 7, glucides 4, protéines 20

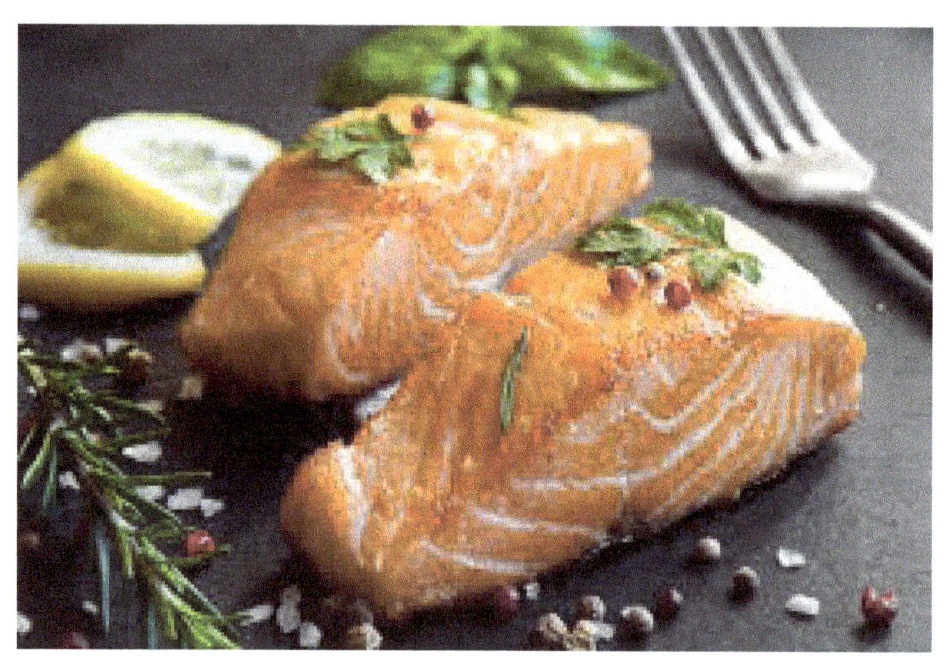

Salade de crevettes

Servez cette salade fraîche ce soir pour le dîner!

Temps de préparation: 10 minutes

Temps de cuisson: 10 minutes

Portions: 4

Ingrédients:

- 2 cuillères à soupe d'huile d'olive
- 1 livre de crevettes, pelées et déveinées
- Sel et poivre noir au goût
- 2 cuillères à soupe de jus de citron vert
- 3 endives, feuilles séparées
- 3 cuillères à soupe de persil haché
- 2 cuillères à café de menthe, hachée
- 1 cuillère à soupe d'estragon, haché
- 1 cuillère à soupe de jus de citron
- 2 cuillères à soupe de mayonnaise
- 1 cuillère à café de zeste de citron vert
- ½ tasse de crème sure

Les directions:

1. Dans un bol, mélanger les crevettes avec le sel, le poivre et l'huile d'olive, mélanger pour les enrober et les étaler sur une plaque à pâtisserie tapissée.
2. Introduire les crevettes au four à 400 degrés F et cuire au four pendant 10 minutes.
3. Ajouter le jus de citron vert, remuer pour enrober à nouveau et laisser de côté pour le moment.
4. Dans un bol, mélanger la mayonnaise avec la crème sure, le zeste de lime, le jus de citron, le sel, le poivre, l'estragon, la menthe et le persil et bien mélanger.
5. Hacher les crevettes, les ajouter à la vinaigrette, les mélanger pour tout enrober et les déposer dans les feuilles d'endives.
6. Servez tout de suite.

Prendre plaisir!

Nutrition: calories 200, lipides 11, fibres 2, glucides 1, protéines 13

Délicieuses huîtres

Ce plat spécial et parfumé est là pour vous impressionner!

Temps de préparation: 10 minutes

Temps de cuisson: 0 minutes

Portions: 4

Ingrédients:

- 12 huîtres, épluchées
- Jus de 1 citron
- Jus d'une orange
- Le zeste d'une orange
- Jus de 1 citron vert
- Le zeste d'un citron vert
- 2 cuillères à soupe de ketchup
- 1 piment Serrano, haché
- 1 tasse de jus de tomate
- ½ cuillère à café de gingembre râpé
- ¼ cuillère à café d'ail émincé
- Sel au goût
- ¼ tasse d'huile d'olive
- ¼ tasse de coriandre hachée

- ¼ tasse d'oignons verts, hachés

Les directions:

1. Dans un bol, mélanger le jus de citron, le jus d'orange, le zeste d'orange, le jus et le zeste de lime, le ketchup, le piment, le jus de tomate, le gingembre, l'ail, l'huile, les oignons verts, la coriandre et le sel et bien mélanger.
2. Versez-le dans les huîtres et servez-les.

Prendre plaisir!

Nutrition: calories 100, lipides 1, fibres 0, glucides 2, protéines 5

Incroyables rouleaux de saumon

Ce plat asiatique est tout simplement délicieux!

Temps de préparation: 10 minutes

Temps de cuisson: 0 minutes

Portions: 12

Ingrédients:

- 2 graines de nori
- 1 petit avocat, dénoyauté, pelé et finement haché
- 6 onces de saumon fumé. Tranché
- 4 onces de fromage à la crème
- 1 concombre, tranché
- 1 cuillère à café de pâte de wasabi
- Gingembre cueilli pour servir

Les directions:

1. Placez les feuilles de nori sur un tapis à sushi.
2. Répartissez-y les tranches de saumon ainsi que les tranches d'avocat et de concombre.
3. Dans un bol, mélanger le fromage à la crème avec la pâte de wasabi et bien mélanger.

4. Étalez-le sur des tranches de concombre, roulez vos feuilles de nori, appuyez bien, coupez chacune en 6 morceaux et servez avec du gingembre mariné.

Prendre plaisir!

Nutrition: calories 80, lipides 6, fibres 1, glucides 2, protéines 4

Brochettes de saumon

Ceux-ci sont faciles à faire et ils sont très sains!

Temps de préparation: 10 minutes

Temps de cuisson: 8 minutes

Portions: 4

Ingrédients:

- 12 onces de filet de saumon, coupé en cubes
- 1 oignon rouge, coupé en morceaux
- ½ poivron rouge coupé en morceaux
- ½ poivron vert coupé en morceaux
- ½ poivron orange coupé en morceaux
- Jus d'un citron
- Sel et poivre noir au goût
- Un filet d'huile d'olive

Les directions:

1. Enfiler les brochettes avec l'oignon, le poivron rouge, vert et orange et les cubes de saumon.
2. Assaisonnez-les de sel et de poivre, arrosez d'huile et de jus de citron et placez-les sur le gril préchauffé à feu moyen-élevé.

3. Cuire 4 minutes de chaque côté, répartir dans les assiettes et servir.

Prendre plaisir!

Nutrition: calories 150, lipides 3, fibres 6, glucides 3, protéines 8

Crevette grillée

C'est parfait! Vérifiez-le!

Temps de préparation: 20 minutes

Temps de cuisson: 10 minutes

Portions: 4

Ingrédients:

- 1 livre de crevettes, pelées et déveinées
- 1 cuillère à soupe de jus de citron
- 1 gousse d'ail émincée
- ½ tasse de feuilles de basilic
- 1 cuillère à soupe de pignons de pin grillés
- 2 cuillères à soupe de parmesan râpé
- 2 cuillères à soupe d'huile d'olive
- Sel et poivre noir au goût

Les directions:

1. Dans votre robot culinaire, mélanger le parmesan avec le basilic, l'ail, les pignons de pin, l'huile, le sel, le poivre et le jus de citron et bien mélanger.
2. Transférez-le dans un bol, ajoutez les crevettes, mélangez pour enrober et laissez de côté pendant 20 minutes.
3. Enfiler les brochettes avec les crevettes marinées, les placer sur le gril préchauffé à feu moyen-élevé, cuire 3 minutes, retourner et cuire encore 3 minutes.
4. Disposer sur des assiettes et servir.

Prendre plaisir!

Nutrition: calories 185, matières grasses 11, fibres 0, glucides 2, protéines 13

salade de calamars

C'est un excellent choix pour une journée d'été!

Temps de préparation: 30 minutes

Temps de cuisson: 4 minutes

Portions: 4

Ingrédients:

- 2 longs piments rouges, hachés
- 2 petits piments rouges, hachés
- 2 gousses d'ail émincées
- 3 oignons verts, hachés
- 1 cuillère à soupe de vinaigre balsamique
- Sel et poivre noir au goût
- Jus de 1 citron
- Hottes de calamars 6 livres, tentacules réservés
- 3,5 onces d'huile d'olive
- 3 onces de roquette pour servir

Les directions:

1. Dans un bol, mélanger les longs piments rouges avec les petits piments rouges, les oignons verts, le vinaigre, la moitié de l'huile, l'ail, le sel, le poivre et le jus de citron et bien mélanger.
2. Mettre les calamars et les tentacules dans un bol, assaisonner de sel et de poivre, arroser le reste de l'huile, mélanger pour enrober et placer sur le gril préchauffé à feu moyen-élevé.
3. Cuire 2 minutes de chaque côté et transférer dans la marinade au chili que vous avez préparée.
4. Remuer pour enrober et laisser reposer 30 minutes.
5. Disposer la roquette sur des assiettes, garnir de calamars et de sa marinade et servir.

Prendre plaisir!

Nutrition: calories 200, lipides 4, fibres 2, glucides 2, protéines 7

Salade de morue

Cela vaut toujours la peine d'essayer quelque chose de nouveau!

Temps de préparation: 2 heures et 10 minutes

Temps de cuisson: 20 minutes

Portions: 8

Ingrédients:

- 2 tasses de piments pimiento en pot, hachés
- 2 livres de morue salée
- 1 tasse de persil haché
- 1 tasse d'olives kalamata, dénoyautées et hachées
- 6 cuillères à soupe de câpres
- ¾ tasse d'huile d'olive
- Sel et poivre noir au goût
- Jus de 2 citrons
- 4 gousses d'ail émincées
- 2 côtes de céleri, hachées
- ½ cuillère à café de flocons de piment rouge
- 1 tête scarole, feuilles séparées

Les directions:

1. Mettre la morue dans une casserole, ajouter de l'eau pour couvrir, porter à ébullition à feu moyen, faire bouillir pendant 20 minutes, égoutter et couper en morceaux moyens.
2. Mettre la morue dans un saladier, ajouter les poivrons, le persil, les olives, les câpres, le céleri, l'ail, le jus de citron, le sel, le poivre, l'huile d'olive et les flocons de piment et mélanger pour enrober.
3. Disposer les feuilles de scarole sur une assiette, ajouter la salade de morue et servir.

Prendre plaisir!

Nutrition: calories 240, lipides 4, fibres 2, glucides 6, protéines 9

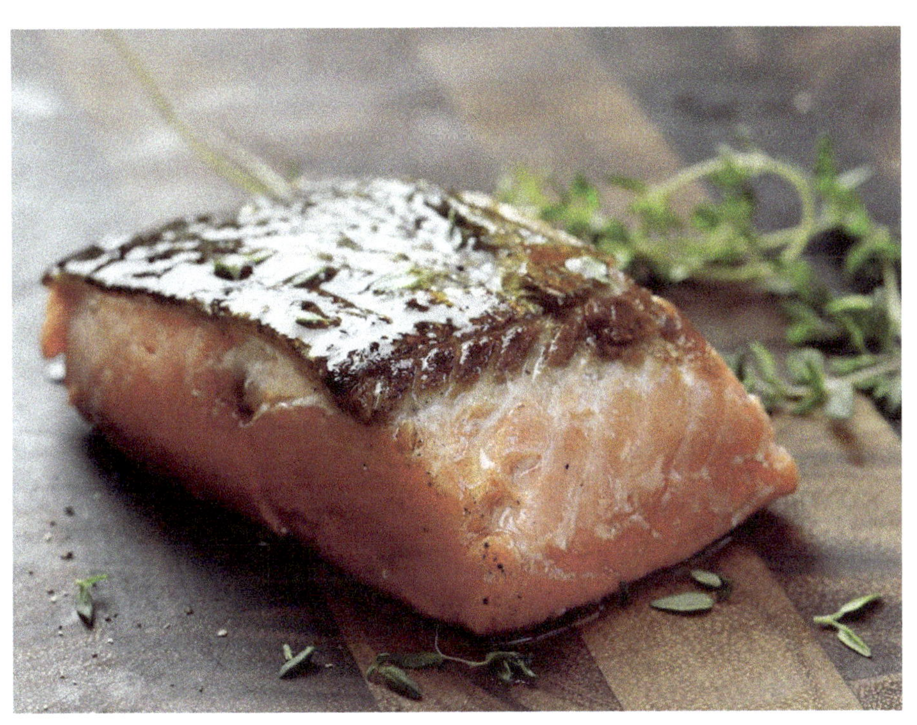

Salade de Sardines

C'est une salade d'hiver riche et nutritive que vous devez essayer bientôt!

Temps de préparation: 10 minutes

Temps de cuisson: 0 minutes

Portions: 1

Ingrédients:

- 5 onces de sardines en conserve dans l'huile
- 1 cuillère à soupe de jus de citron
- 1 petit concombre, haché
- ½ cuillère à soupe de moutarde
- Sel et poivre noir au goût

Les directions:

1. Égoutter les sardines, les mettre dans un bol et les écraser à la fourchette.
2. Ajouter le sel, le poivre, le concombre, le jus de citron et la moutarde, bien mélanger et servir froid.

Prendre plaisir!

Nutrition: calories 200, matières grasses 20, fibres 1, glucides 0, protéines 20

Délice de palourdes italiennes

C'est un délice italien spécial! Servez ce plat incroyable à votre famille!

Temps de préparation: 10 minutes

Temps de cuisson: 10 minutes

Portions: 6

Ingrédients:

- ½ tasse de ghee
- 36 palourdes, nettoyées
- 1 cuillère à café de flocons de piment rouge, écrasés
- 1 cuillère à café de persil haché
- 5 gousses d'ail émincées
- 1 cuillère à soupe d'origan séché
- 2 tasses de vin blanc

Les directions:

1. Chauffer une casserole avec le ghee à feu moyen, ajouter l'ail, remuer et cuire 1 minute.
2. Ajouter le persil, l'origan, le vin et les flocons de piment et bien mélanger.
3. Ajouter les palourdes, remuer, couvrir et cuire 10 minutes.
4. Jeter les palourdes non ouvertes, mettre les palourdes et leur mélange dans des bols et servir.

Prendre plaisir!

Nutrition: calories 224, lipides 15, fibres 2, glucides 3, protéines 4

Saumon glacé à l'orange

Vous devez l'essayer bientôt! C'est une délicieuse recette de poisson céto!

Temps de préparation: 10 minutes

Temps de cuisson: 10 minutes

Portions: 2

Ingrédients:

- 2 citrons, tranchés
- 1 livre de saumon sauvage, sans peau et coupé en cubes
- ¼ tasse de vinaigre balsamique
- ¼ tasse de jus d'orange rouge
- 1 cuillère à café d'huile de coco
- 1/3 tasse de marmelade d'orange, sans sucre ajouté

Les directions:

1. Faire chauffer une casserole à feu moyen, ajouter le vinaigre, le jus d'orange et la marmelade, bien mélanger, porter à ébullition 1 minute, réduire la température, cuire jusqu'à épaississement un peu et retirer du feu.
2. Disposer les tranches de saumon et de citron sur des brochettes et les badigeonner d'un côté avec le glaçage à l'orange.
3. Badigeonnez votre barbecue d'huile de noix de coco et faites chauffer à feu moyen.
4. Placer les brochettes de saumon sur le gril, côté glacé vers le bas, et cuire 4 minutes.
5. Retourner les brochettes, les badigeonner du reste du glaçage à l'orange et cuire encore 4 minutes.
6. Servez tout de suite.

Prendre plaisir!

Nutrition: calories 160, lipides 3, fibres 2, glucides 1, protéines 8

Délicieuse sauce au thon et chimichurri

Qui n'aimerait pas ce plat céto?

Temps de préparation: 10 minutes

Temps de cuisson: 5 minutes

Portions: 4

Ingrédients:

- ½ tasse de coriandre hachée
- 1/3 tasse d'huile d'olive
- 2 cuillères à soupe d'huile d'olive
- 1 petit oignon rouge, haché
- 3 cuillères à soupe de vinaigre balsamique
- 2 cuillères à soupe de persil haché
- 2 cuillères à soupe de basilic, haché
- 1 piment jalapeno, haché
- 1 lb de steak de thon de qualité sushi
- Sel et poivre noir au goût
- 1 cuillère à café de flocons de piment rouge
- 1 cuillère à café de thym, haché
- Une pincée de poivre de Cayenne
- 3 gousses d'ail émincées

- 2 avocats, dénoyautés, pelés et tranchés
- 6 onces de roquette bébé

Les directions:

1. Dans un bol, mélanger 1/3 tasse d'huile avec le jalapeno, le vinaigre, l'oignon, la coriandre, le basilic, l'ail, le persil, les flocons de piment, le thym, le poivre de Cayenne, le sel et le poivre, bien fouetter et laisser de côté pour l'instant.
2. Chauffer une poêle avec le reste de l'huile à feu moyen-vif, ajouter le thon, assaisonner de sel et de poivre, cuire 2 minutes de chaque côté, transférer sur une planche à découper, laisser refroidir un peu et trancher.
3. Mélangez la roquette avec la moitié du mélange de chimichurri que vous avez préparé et remuez pour enrober.
4. Répartir la roquette sur des assiettes, garnir de tranches de thon, arroser du reste de sauce chimichurri et servir avec des tranches d'avocat à part.

Prendre plaisir!

Nutrition: calories 186, lipides 3, fibres 1, glucides 4, protéines 20

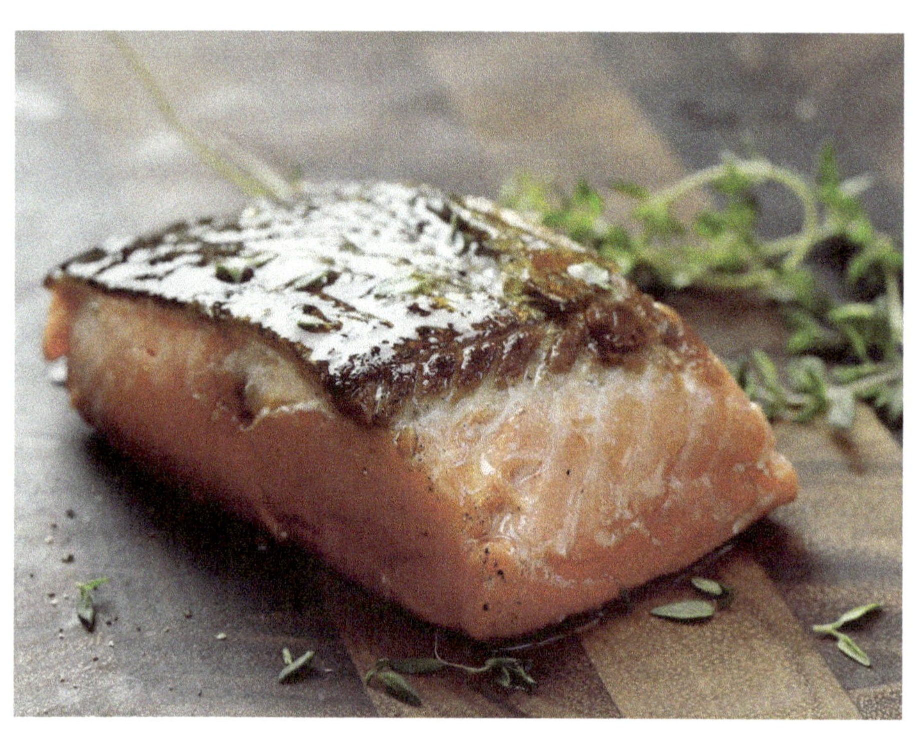

Bouchées de saumon et sauce chili

C'est une combinaison incroyable et super savoureuse!

Temps de préparation: 10 minutes

Temps de cuisson: 15 minutes

Portions: 6

Ingrédients:

- 1 tasse et ¼ de noix de coco, desséchée et non sucrée
- 1 livre de saumon, coupé en cubes
- 1 oeuf
- Sel et poivre noir
- 1 cuillère à soupe d'eau
- 1/3 tasse de farine de noix de coco
- 3 cuillères à soupe d'huile de coco

Pour la sauce:

- ¼ cuillère à café d'agar-agar
- 3 gousses d'ail hachées
- ¾ tasse d'eau
- 4 piments rouges thaïlandais, hachés
- ¼ tasse de vinaigre balsamique
- ½ tasse de stevia

- Une pincée de sel

Les directions:

1. Dans un bol, mélanger la farine avec le sel et le poivre et remuer.
2. Dans un autre bol, fouettez l'œuf et 1 cuillère à soupe d'eau.
3. Mettez la noix de coco dans un troisième bol.
4. Trempez les cubes de saumon dans la farine, l'œuf puis dans la noix de coco et placez-les sur une assiette.
5. Chauffer une poêle avec l'huile de coco à feu moyen-vif, ajouter les bouchées de saumon, cuire 3 minutes de chaque côté et les transférer sur du papier absorbant.
6. Chauffer une casserole avec ¾ tasse d'eau à feu vif, saupoudrer d'agar-agar et porter à ébullition.
7. Cuire 3 minutes et retirer du feu.
8. Dans votre mixeur, mélangez l'ail avec les piments, le vinaigre, la stévia et une pincée de sel et mélangez bien.
9. Transférez-le dans une petite casserole et faites chauffer à feu moyen-vif.
10. Remuer, ajouter le mélange d'agar et cuire 3 minutes.
11. Servez vos bouchées de saumon accompagnées de sauce chili.

Prendre plaisir!

Nutrition: calories 50, lipides 2, fibres 0, glucides 4, protéines 2

Palourdes irlandaises

C'est une excellente idée pour votre dîner!

Temps de préparation: 10 minutes

Temps de cuisson: 10 minutes

Portions: 4

Ingrédients:

- 2 livres de palourdes, frottées
- 3 onces de pancetta
- 1 cuillère à soupe d'huile d'olive
- 3 cuillères à soupe de ghee
- 2 gousses d'ail émincées
- 1 bouteille de cidre infusé
- Sel et poivre noir au goût
- Jus de ½ citron
- 1 petite pomme verte, hachée
- 2 sources de thym, hachées

Les directions:

1. Chauffer une poêle avec l'huile à feu moyen-vif, ajouter la pancetta, faire dorer 3 minutes et réduire la température à moyen.
2. Ajouter le ghee, l'ail, le sel, le poivre et l'échalote, remuer et cuire 3 minutes.
3. Augmenter à nouveau le feu, ajouter le cidre, bien mélanger et cuire 1 minute.
4. Ajouter les palourdes et le thym, couvrir la poêle et laisser mijoter 5 minutes.
5. Jeter les palourdes non ouvertes, ajouter le jus de citron et les morceaux de pomme, remuer et répartir dans des bols.
6. Servir chaud.

Prendre plaisir!

Nutrition: calories 100, lipides 2, fibres 1, glucides 1, protéines 20

Pétoncles poêlés et raisins rôtis

Une occasion spéciale nécessite un plat spécial! Essayez ces pétoncles céto!

Temps de préparation: 5 minutes

Temps de cuisson: 10 minutes

Portions: 4

Ingrédients:

- 1 livre de pétoncles
- 3 cuillères à soupe d'huile d'olive
- 1 échalote, hachée
- 3 gousses d'ail émincées
- 2 tasses d'épinards
- 1 tasse de bouillon de poulet
- 1 tête de laitue romanesco
- 1 tasse et demie de raisins rouges, coupés en deux
- ¼ tasse de noix, grillées et hachées
- 1 cuillère à soupe de ghee
- Sel et poivre noir au goût

Les directions:

1. Mettez le romanesco dans votre robot culinaire, mixez et transférez dans un bol.
2. Chauffer une poêle avec 2 cuillères à soupe d'huile à feu moyen-vif, ajouter l'échalote et l'ail, remuer et cuire 1 minute.
3. Ajouter le romanesco, les épinards et 1 tasse de bouillon, remuer, cuire 3 minutes, mélanger à l'aide d'un mélangeur à immersion et retirer du feu.
4. Faire chauffer une autre poêle avec 1 cuillère à soupe d'huile et le ghee à feu moyen-élevé, ajouter les pétoncles, assaisonner de sel et de poivre, cuire 2 minutes, retourner et saisir 1 minute de plus.
5. Répartir le mélange romanesco dans des assiettes, ajouter les pétoncles sur le côté, garnir de noix et de raisins et servir.

Prendre plaisir!

Nutrition: calories 300, matières grasses 12, fibres 2, glucides 6, protéines 20

Huîtres Et Pico De Gallo

C'est parfumé et très délicieux!

Temps de préparation: 10 minutes

Temps de cuisson: 10 minutes

Portions: 6

Ingrédients:

- 18 huîtres, nettoyées
- Une poignée de coriandre hachée
- 2 tomates, hachées
- 1 piment jalapeno, haché
- ¼ tasse d'oignon rouge, haché finement
- Sel et poivre noir au goût
- ½ tasse de fromage Monterey Jack, râpé
- 2 limes, coupées en quartiers
- Jus de 1 citron vert

Les directions:

1. Dans un bol, mélanger l'oignon avec le jalapeno, la coriandre, les tomates, le sel, le poivre et le jus de lime et bien mélanger.
2. Placer les huîtres sur le gril préchauffé à feu moyen-élevé, couvrir le gril et cuire 7 minutes jusqu'à ce qu'elles s'ouvrent.
3. Transférer les huîtres ouvertes dans un plat résistant à la chaleur et jeter celles qui n'ont pas été ouvertes.
4. Garnir les huîtres de fromage et les introduire dans le gril préchauffé pendant 1 minute.
5. Disposer les huîtres sur une assiette, garnir chacune du mélange de tomates que vous avez préparé plus tôt et servir avec des quartiers de lime sur le côté.

Prendre plaisir!

Nutrition: calories 70, lipides 2, fibres 0, glucides 1, protéines 1

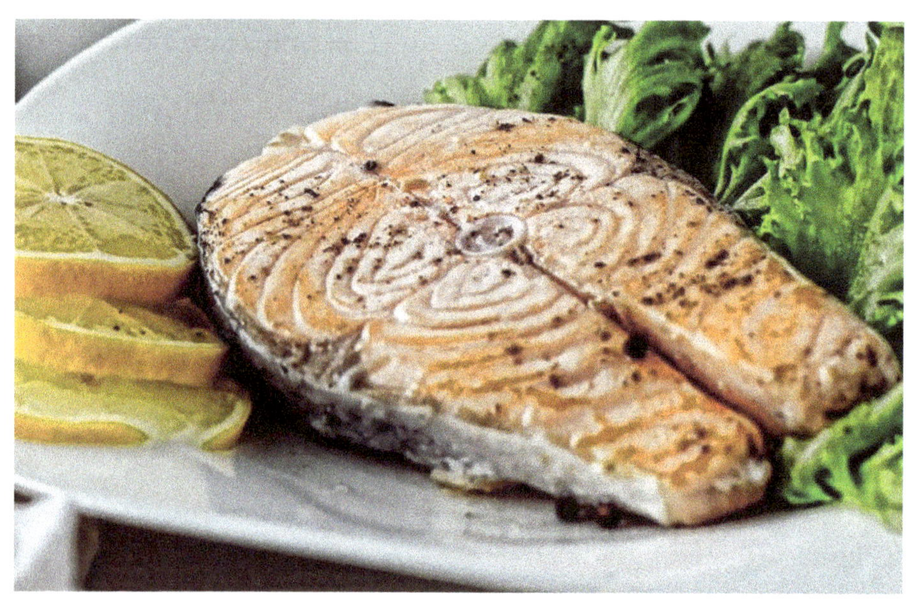

Calamars grillés et guacamole savoureux

Le calmar se marie parfaitement avec le délicieux guacamole!

Temps de préparation: 10 minutes

Temps de cuisson: 10 minutes

Portions: 2

Ingrédients:

- 2 calamars moyens, tentacules séparés et tubes rainurés dans le sens de la longueur
- Un filet d'huile d'olive
- Jus de 1 citron vert
- Sel et poivre noir au goût

Pour le guacamole:

- 2 avocats, dénoyautés, pelés et hachés
- Quelques sources de coriandre, hachées
- 2 piments rouges, hachés
- 1 tomate, hachée
- 1 oignon rouge, haché
- Jus de 2 limes

Les directions:

1. Assaisonner les calmars et les tentacules de calamars avec du sel, du poivre, un filet d'huile d'olive et bien masser.
2. Placer sur le gril préchauffé à feu moyen-élevé, côté score vers le bas, et cuire 2 minutes.
3. Retourner et cuire 2 minutes de plus et transférer dans un bol.
4. Ajouter le jus d'un citron vert, mélanger pour enrober et garder au chaud.
5. Mettez l'avocat dans un bol et écrasez-le à l'aide d'une fourchette.
6. Ajouter la coriandre, les piments, la tomate, l'oignon et le jus de 2 limes et bien mélanger.
7. Répartir les calmars dans des assiettes, garnir de guacamole et servir.

Prendre plaisir!

Nutrition: calories 500, lipides 43, fibres 6, glucides 7, protéines 20

Délice de crevettes et de chou-fleur

Ça a l'air bien et ça a un goût incroyable!

Temps de préparation: 10 minutes

Temps de cuisson: 15 minutes

Portions: 2

Ingrédients:

- 1 cuillère à soupe de ghee
- 1 tête de chou-fleur, fleurons séparés
- 1 livre de crevettes, pelées et déveinées
- ¼ tasse de lait de coco
- 8 onces de champignons, hachés grossièrement
- Une pincée de flocons de piment rouge
- Sel et poivre noir au goût
- 2 gousses d'ail émincées
- 4 tranches de bacon
- ½ tasse de bouillon de boeuf
- 1 cuillère à soupe de persil finement haché
- 1 cuillère à soupe de ciboulette hachée

Les directions:

1. Chauffer une poêle à feu moyen-élevé, ajouter le bacon, cuire jusqu'à ce qu'il soit croustillant, transférer sur du papier absorbant et laisser de côté.
2. Faire chauffer une autre poêle avec 1 cuillère à soupe de gras de bacon à feu moyen-élevé, ajouter les crevettes, cuire 2 minutes de chaque côté et transférer dans un bol.
3. Réchauffez la poêle à feu moyen, ajoutez les champignons, remuez et faites cuire pendant 3-4 minutes.
4. Ajouter l'ail, les flocons de piment, remuer et cuire 1 minute.
5. Ajouter le bouillon de bœuf, le sel, le poivre et remettre les crevettes dans la poêle.
6. Remuer, cuire jusqu'à ce que tout épaississe un peu, retirer du feu et réserver au chaud.
7. Pendant ce temps, mettez le chou-fleur dans votre robot culinaire et hachez-le.
8. Placez-le dans une casserole chauffée à feu moyen-élevé, remuez et faites cuire pendant 5 minutes.
9. Ajouter le ghee et le beurre, remuer et mélanger à l'aide d'un mélangeur à immersion.
10. Ajoutez du sel et du poivre au goût, mélangez et répartissez dans des bols.

11. Garnir du mélange de crevettes et servir avec du persil et de la ciboulette saupoudrés de partout.

Prendre plaisir!

Nutrition: calories 245, matières grasses 7, fibres 4, glucides 6, protéines 20

Saumon farci aux crevettes

Il deviendra bientôt l'une de vos recettes céto préférées!

Temps de préparation: 10 minutes

Temps de cuisson: 25 minutes

Portions: 2

Ingrédients:

- 2 filets de saumon
- Un filet d'huile d'olive
- 5 onces de crevettes tigrées, pelées, déveinées et hachées
- 6 champignons, hachés
- 3 oignons verts, hachés
- 2 tasses d'épinards
- ¼ tasse de noix de macadamia, grillées et hachées
- Sel et poivre noir au goût
- Une pincée de muscade
- ¼ tasse de mayonnaise

Les directions:

1. Chauffer une poêle avec l'huile à feu moyen-vif, ajouter les champignons, les oignons, le sel et le poivre, remuer et cuire 4 minutes.
2. Ajouter les noix de macadamia, remuer et cuire 2 minutes.
3. Ajouter les épinards, remuer et cuire 1 minute.
4. Ajouter les crevettes, remuer et cuire 1 minute.
5. Retirer du feu, laisser reposer quelques minutes, ajouter la mayonnaise et la muscade et bien mélanger.
6. Faire une incision dans le sens de la longueur dans chaque filet de saumon, saupoudrer de sel et de poivre, diviser le mélange d'épinards et de crevettes en incisions et placer sur une surface de travail.
7. Chauffer une poêle avec un filet d'huile à feu moyen-vif, ajouter le saumon farci, côté peau vers le bas, cuire 1 minute, réduire la température, couvrir la poêle et cuire 8 minutes.
8. Faire griller pendant 3 minutes, répartir dans les assiettes et servir.

Prendre plaisir!

Nutrition: calories 430, lipides 30, fibres 3, glucides 7, protéines 50

Saumon glacé à la moutarde

C'est l'un de nos plats de saumon céto préférés! Vous ressentirez la même chose!

Temps de préparation: 10 minutes

Temps de cuisson: 20 minutes

Portions: 1

Ingrédients:

- 1 gros filet de saumon
- Sel et poivre noir au goût
- 2 cuillères à soupe de moutarde
- 1 cuillère à soupe d'huile de coco
- 1 cuillère à soupe d'extrait d'érable

Les directions:

1. Dans un bol, mélanger l'extrait d'érable avec la moutarde et bien fouetter.
2. Assaisonner le saumon avec du sel et du poivre et badigeonner le saumon avec la moitié du mélange de moutarde
3. Faites chauffer une poêle avec l'huile à feu moyen-vif, placez le saumon côté chair vers le bas et laissez cuire 5 minutes.
4. Badigeonner le saumon avec le reste du mélange de moutarde, transférer dans un plat allant au four, introduire au four à 425 degrés F et cuire au four pendant 15 minutes.
5. Servir avec une délicieuse salade d'accompagnement.

Prendre plaisir!

Nutrition: calories 240, lipides 7, fibres 1, glucides 5, protéines 23

Plat de saumon incroyable

Vous ferez cela encore et encore!

Temps de préparation: 10 minutes

Temps de cuisson: 15 minutes

Portions: 4

Ingrédients:

- 3 tasses d'eau glacée
- 2 cuillères à café de sauce sriracha
- 4 cuillères à café de stevia
- 3 oignons verts, hachés
- Sel et poivre noir au goût
- 2 cuillères à café d'huile de lin
- 4 cuillères à café de vinaigre de cidre de pomme
- 3 cuillères à café d'huile d'avocat
- 4 filets de saumon moyens
- 4 tasses de bébé roquette
- 2 tasses de chou, haché finement
- 1 et ½ cuillère à café d'assaisonnement jerk jamaïcain
- ¼ tasse de pepitas, grillées
- 2 tasses de radis pastèque, coupés en julienne

Les directions:

1. Mettez de l'eau glacée dans un bol, ajoutez les oignons verts et laissez de côté.
2. Dans un autre bol, mélanger la sauce sriracha avec la stevia et bien mélanger.
3. Transférer 2 cuillères à café de ce mélange dans un bol et mélanger avec la moitié de l'huile d'avocat, l'huile de lin, le vinaigre, le sel et le poivre et bien fouetter.
4. Saupoudrer d'assaisonnement jerk sur le saumon, frotter avec le mélange de sriracha et stevia et assaisonner de sel et de poivre.
5. Chauffer une poêle avec le reste de l'huile d'avocat à feu moyen-vif, ajouter le saumon, côté chair vers le bas, cuire 4 minutes, retourner et cuire 4 minutes de plus et répartir entre les assiettes.
6. Dans un bol, mélanger les radis avec le chou et la roquette.
7. Ajouter le sel, le poivre, la sriracha et le mélange de vinaigre et bien mélanger.
8. Ajouter ceci à côté des filets de saumon, arroser le reste de la sauce sriracha et stevia partout et garnir de pepitas et d'oignons verts égouttés.

Prendre plaisir!

Nutrition: calories 160, lipides 6, fibres 1, glucides 1, protéines 12

Sauce aux pétoncles et fenouil

Il contient beaucoup d'éléments sains et c'est facile à préparer!

Essayez-le si vous suivez un régime céto!

Temps de préparation: 10 minutes

Temps de cuisson: 10 minutes

Portions: 2

Ingrédients:

- 6 pétoncles
- 1 fenouil, paré, les feuilles hachées et les bulbes coupés en quartiers
- Jus de ½ citron vert
- 1 citron vert, coupé en quartiers
- Le zeste d'un citron vert
- 1 jaune d'oeuf
- 3 cuillères à soupe de ghee, fondu et chauffé
- ½ cuillère à soupe d'huile d'olive
- Sel et poivre noir au goût

Les directions:

1. Assaisonner les pétoncles avec du sel et du poivre, mettre dans un bol et mélanger avec la moitié du jus de lime et la moitié du zeste et mélanger pour enrober.
2. Dans un bol, mélanger le jaune d'oeuf avec un peu de sel et de poivre, le reste du jus de citron vert et le reste du zeste de citron vert et bien fouetter.
3. Ajouter le ghee fondu et bien mélanger.
4. Ajoutez également les feuilles de fenouil et remuez.
5. Badigeonner les quartiers de fenouil d'huile, les placer sur le gril chauffé à feu moyen-vif, cuire 2 minutes, retourner et cuire encore 2 minutes.
6. Ajouter les pétoncles sur le gril, cuire 2 minutes, retourner et cuire encore 2 minutes.
7. Répartir le fenouil et les pétoncles sur des assiettes, arroser le mélange de fenouil et de ghee et servir avec des quartiers de lime sur le côté.

Prendre plaisir!

Nutrition: calories 400, matières grasses 24, fibres 4, glucides 12, protéines 25

Relish au saumon et au citron

Dégustez un saumon cuit lentement et une délicieuse relish!

Temps de préparation: 10 minutes

Temps de cuisson: 1 heure

Portions: 2

Ingrédients:

- 2 filets de saumon moyens
- Sel et poivre noir au goût
- Un filet d'huile d'olive
- 1 échalote, hachée
- 1 cuillère à soupe de jus de citron
- 1 gros citron
- ¼ tasse d'huile d'olive
- 2 cuillères à soupe de persil, haché finement

Les directions:

1. Badigeonner les filets de saumon d'un filet d'huile d'olive, saupoudrer de sel et de poivre, placer sur une plaque à pâtisserie tapissée, introduire au four à 400 degrés F et cuire au four pendant 1 heure.
2. Pendant ce temps, mettez l'échalote dans un bol, ajoutez 1 cuillère à soupe de jus de citron, salez et poivrez, mélangez et laissez reposer 10 minutes.
3. Coupez le citron entier en quartiers puis très finement.
4. Ajoutez ceci aux échalotes, ajoutez également le persil et ¼ tasse d'huile d'olive et remuez le tout.
5. Sortir le saumon du four, casser en morceaux moyens et servir avec la relish au citron à part.

Prendre plaisir!

Nutrition: calories 200, matières grasses 10, fibres 1, glucides 5, protéines 20

Soupe aux moules

Oh mon Dieu! C'est tellement bon!

Temps de préparation: 10 minutes

Temps de cuisson: 15 minutes

Portions: 6

Ingrédients:

- 2 livres de moules
- 28 onces de tomates en conserve, écrasées
- 28 onces de tomates en conserve, hachées
- 2 tasses de bouillon de poulet
- 1 cuillère à café de flocons de piment rouge, écrasés
- 3 gousses d'ail émincées
- 1 poignée de persil haché
- 1 oignon jaune, haché
- Sel et poivre noir au goût
- 1 cuillère à soupe d'huile d'olive

Les directions:

1. Chauffer une cocotte avec l'huile à feu moyen-vif, ajouter l'oignon, remuer et cuire 3 minutes.
2. Ajouter l'ail et les flocons de piment rouge, remuer et cuire 1 minute.
3. Ajouter les tomates concassées et hachées et remuer.
4. Ajouter le bouillon de poulet, le sel et le poivre, remuer et porter à ébullition.
5. Ajouter les moules rincées, sel et poivre, cuire jusqu'à ce qu'elles s'ouvrent, jeter celles non ouvertes et mélanger avec le persil.
6. Remuer, répartir dans des bols et servir.

Prendre plaisir!

Nutrition: calories 250, lipides 3, fibres 3, glucides 2, protéines 8

Salsa à l'espadon et à la mangue

La salsa à la mangue est divine! Servez-le simplement avec l'espadon!

Temps de préparation: 10 minutes

Temps de cuisson: 6 minutes

Portions: 2

Ingrédients:

- 2 steaks d'espadon moyens
- Sel et poivre noir au goût
- 2 cuillères à café d'huile d'avocat
- 1 cuillère à soupe de coriandre hachée
- 1 mangue, hachée
- 1 avocat, dénoyauté, pelé et haché
- Une pincée de cumin
- Une pincée d'oignon en poudre
- Une pincée d'ail en poudre
- 1 orange, pelée et tranchée
- ½ vinaigre balsamique

Les directions:

1. Assaisonner les steaks de poisson avec du sel, du poivre, de l'ail en poudre, de l'oignon en poudre et du cumin.
2. Faites chauffer une poêle avec la moitié de l'huile à feu moyen-vif, ajoutez les steaks de poisson et faites-les cuire 3 minutes de chaque côté.
3. Pendant ce temps, dans un bol, mélanger l'avocat avec la mangue, la coriandre, le vinaigre balsamique, le sel, le poivre et le reste de l'huile et bien mélanger.
4. Répartir le poisson sur des assiettes, garnir de salsa à la mangue et servir avec des tranches d'orange à part.

Prendre plaisir!

Nutrition: calories 160, lipides 3, fibres 2, glucides 4, protéines 8

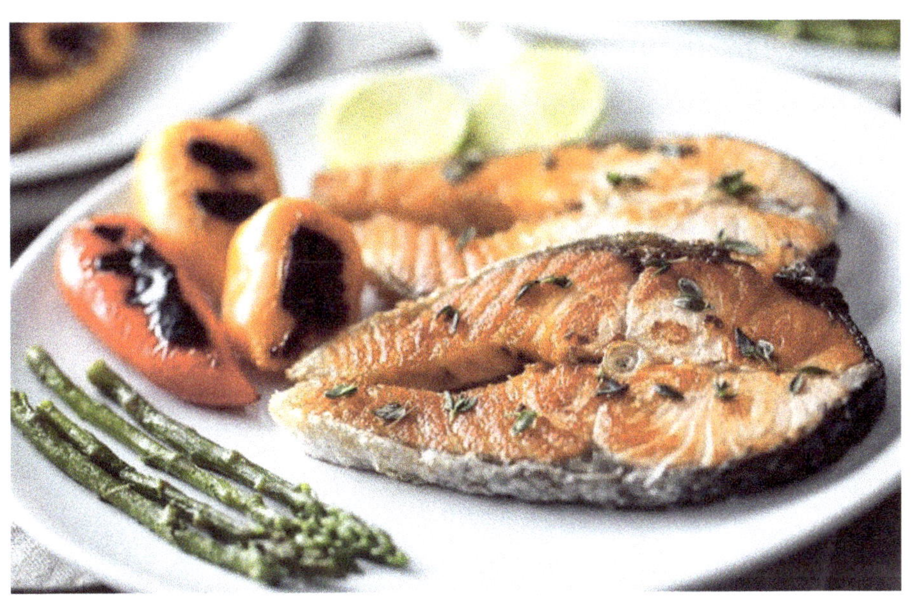

Bol à sushi savoureux

C'est une recette savoureuse pleine de bons ingrédients!

Temps de préparation: 10 minutes

Temps de cuisson: 7 minutes

Portions: 4

Ingrédients:

- 1 steak de thon ahi
- 2 cuillères à soupe d'huile de coco
- 1 tête de chou-fleur, fleurons séparés
- 2 cuillères à soupe d'oignons verts, hachés
- 1 avocat, dénoyauté, pelé et haché
- 1 concombre râpé
- 1 feuille de nori, déchirée
- Quelques pousses de girofle

Pour la vinaigrette:

- 1 cuillère à soupe d'huile de sésame
- 2 cuillères à soupe de noix de coco aminos
- 1 cuillère à soupe de vinaigre de cidre de pomme
- Une pincée de sel
- 1 cuillère à café de stevia

Les directions:

1. Mettez les fleurons de chou-fleur dans votre robot culinaire et mixez jusqu'à obtenir un «riz» de chou-fleur.
2. Mettez de l'eau dans une casserole, ajoutez un panier vapeur à l'intérieur, ajoutez le riz au chou-fleur, portez à ébullition à feu moyen, couvrez, faites cuire à la vapeur pendant quelques minutes, égouttez et transférez le «riz» dans un bol.
3. Chauffer une poêle avec l'huile de coco à feu moyen-vif, ajouter le thon, cuire 1 minute de chaque côté et transférer sur une planche à découper.
4. Répartir le riz au chou-fleur dans des bols, garnir des morceaux de nori, des pousses de girofle, du concombre, des oignons verts et de l'avocat.
5. Dans un bol, mélanger l'huile de sésame avec le vinaigre, les aminos de noix de coco, le sel et la stevia et bien fouetter.
6. Arroser de riz au chou-fleur et de légumes mélangés, garnir de morceaux de thon et servir.

Prendre plaisir!

Nutrition: calories 300, matières grasses 12, fibres 6, glucides 6, protéines 15

Espadon grillé savoureux

Vous n'avez pas besoin d'être un cuisinier expert pour préparer ce délicieux plat céto!

Temps de préparation: 3 heures et 10 minutes

Temps de cuisson: 10 minutes

Portions: 4

Ingrédients:

- 1 cuillère à soupe de persil haché
- 1 citron, coupé en quartiers
- 4 steaks d'espadon
- 3 gousses d'ail émincées
- 1/3 tasse de bouillon de poulet
- 3 cuillères à soupe d'huile d'olive
- ¼ tasse de jus de citron
- Sel et poivre noir au goût
- ½ cuillère à café de romarin séché
- ½ cuillère à café de sauge séchée
- ½ cuillère à café de marjolaine séchée

Les directions:

1. Dans un bol, mélanger le bouillon de poulet avec l'ail, le jus de citron, l'huile d'olive, le sel, le poivre, la sauge, la marjolaine et le romarin et bien fouetter.
2. Ajouter les steaks d'espadon, mélanger pour enrober et conserver au réfrigérateur pendant 3 heures.
3. Placer les steaks de poisson marinés sur le gril préchauffé à feu moyen-vif et cuire 5 minutes de chaque côté.
4. Disposer sur des assiettes, saupoudrer de persil et servir avec des quartiers de citron sur le côté.

Prendre plaisir!

Nutrition: calories 136, lipides 5, fibres 0, glucides 1, protéines 20

Recettes de volaille cétogène

Délicieuses pépites de poulet

C'est parfait pour un repas convivial!

Temps de préparation: 10 minutes

Temps de cuisson: 15 minutes

Portions: 2

Ingrédients:

- ½ tasse de farine de noix de coco
- 1 oeuf
- 2 cuillères à soupe d'ail en poudre
- 2 poitrines de poulet, coupées en cubes
- Sel et poivre noir au goût
- ½ tasse de ghee

Les directions:

1. Dans un bol, mélanger la poudre d'ail avec la farine de noix de coco, le sel et le poivre et remuer.
2. Dans un autre bol, fouettez bien l'œuf.
3. Tremper les cubes de poitrine de poulet dans le mélange d'œufs, puis dans le mélange de farine.
4. Chauffer une poêle avec le ghee à feu moyen, déposer les pépites de poulet et les cuire 5 minutes de chaque côté.

5. Transférer sur du papier absorbant, égoutter la graisse et les servir avec un délicieux ketchup à part.

Prendre plaisir!

Nutrition: calories 60, lipides 3, fibres 0,2, glucides 3, protéines 4

Ailes de poulet et chutney savoureux à la menthe

C'est tellement frais et délicieux!

Temps de préparation: 20 minutes

Temps de cuisson: 25 minutes

Portions: 6

Ingrédients:

- 18 ailes de poulet, coupées en deux
- 1 cuillère à soupe de curcuma
- 1 cuillère à soupe de cumin moulu
- 1 cuillère à soupe de gingembre râpé
- 1 cuillère à soupe de coriandre moulue
- 1 cuillère à soupe de paprika
- Une pincée de poivre de Cayenne
- Sel et poivre noir au goût
- 2 cuillères à soupe d'huile d'olive

Pour le chutney:

- Jus de ½ citron vert
- 1 tasse de feuilles de menthe
- 1 petit morceau de gingembre, haché

- ¾ tasse de coriandre
- 1 cuillère à soupe d'huile d'olive
- 1 cuillère à soupe d'eau
- Sel et poivre noir au goût
- 1 piment Serrano

Les directions:

1. Dans un bol, mélanger 1 cuillère à soupe de gingembre avec le cumin, la coriandre, le paprika, le curcuma, le sel, le poivre, le poivre de Cayenne et 2 cuillères à soupe d'huile et bien mélanger.
2. Ajouter les morceaux d'ailes de poulet à ce mélange, mélanger pour bien les enrober et conserver au réfrigérateur pendant 20 minutes.
3. Faites chauffer votre gril à feu vif, ajoutez les ailes marinées, faites cuire 25 minutes en les retournant de temps en temps et transférez dans un bol.
4. Dans votre mixeur, mélangez la menthe avec la coriandre, 1 petits morceaux de gingembre, le jus de ½ citron vert, 1 cuillère à soupe d'huile d'olive, le sel, le poivre, l'eau et le poivre Serrano et bien mélanger.
5. Servez vos ailes de poulet avec cette sauce à part.

Prendre plaisir!

Nutrition: calories 100, lipides 5, fibres 1, glucides 1, protéines 9

Boulettes de poulet

Dépêchez-vous de préparer ces incroyables boulettes de viande dès aujourd'hui!

Temps de préparation: 10 minutes

Temps de cuisson: 15 minutes

Portions: 3

Ingrédients:

- 1 livre de viande de poulet, hachée
- Sel et poivre noir au goût
- 2 cuillères à soupe de vinaigrette ranch
- ½ tasse de farine d'amande
- ¼ tasse de fromage cheddar, râpé
- 1 cuillère à soupe d'assaisonnement sec pour ranch
- ¼ tasse de sauce piquante + un peu plus pour servir
- 1 oeuf

Les directions:

1. Dans un bol, mélanger la viande de poulet avec le sel, le poivre, la vinaigrette ranch, la farine, l'assaisonnement sec ranch, le fromage cheddar, la sauce piquante et l'œuf et bien mélanger.
2. Façonnez 9 boulettes de viande, placez-les toutes sur une plaque à pâtisserie tapissée et faites cuire au four à 500 degrés F pendant 15 minutes.
3. Servir les boulettes de poulet accompagnées de sauce piquante.

Prendre plaisir!

Nutrition: calories 156, matières grasses 11, fibres 1, glucides 2, protéines 12

Ailes de poulet grillées savoureuses

Vous les aurez fait en un rien de temps et ils auront un goût merveilleux!

Temps de préparation: 2 heures et 10 minutes

Temps de cuisson: 15 minutes

Portions: 5

Ingrédients:

- 2 livres d'ailes
- Jus de 1 citron vert
- 1 poignée de coriandre hachée
- 2 gousses d'ail émincées
- 1 piment jalapeno, haché
- 3 cuillères à soupe d'huile de coco
- Sel et poivre noir au goût
- Quartiers de lime pour servir
- Trempette ranch pour servir

Les directions:

1. Dans un bol, mélanger le jus de lime avec la coriandre, l'ail, le piment jalapeno, l'huile de coco, le sel et le poivre et bien fouetter.
2. Ajouter les ailes de poulet, mélanger pour enrober et conserver au réfrigérateur pendant 2 heures.
3. Placez les ailes de poulet sur votre gril préchauffé à feu moyen-élevé et faites cuire 7 minutes de chaque côté.
4. Servez ces étonnantes ailes de poulet avec du ranch et des quartiers de lime sur le côté.

Prendre plaisir!

Nutrition: calories 132, lipides 5, fibres 1, glucides 4, protéines 12

Poulet au four facile

C'est une recette de poulet céto très simple!

Temps de préparation: 10 minutes

Temps de cuisson: 20 minutes

Portions: 4

Ingrédients:

- 4 lanières de bacon
- 4 poitrines de poulet
- 3 oignons verts, hachés
- 4 onces de vinaigrette ranch
- 1 once de noix de coco aminos
- 2 cuillères à soupe d'huile de coco
- 4 onces de fromage cheddar, râpé

Les directions:

1. Chauffer une poêle avec l'huile à feu vif, ajouter les poitrines de poulet, cuire 7 minutes, retourner et cuire encore 7 minutes.
2. Pendant ce temps, chauffer une autre poêle à feu moyen-élevé, ajouter le bacon, cuire jusqu'à ce qu'il soit croustillant, transférer sur du papier absorbant, égoutter la graisse et émietter.
3. Transférer la poitrine de poulet dans un plat allant au four, ajouter les aminos de noix de coco, le bacon émietté, le fromage et les oignons verts sur le dessus, introduire dans votre four, mettre sur le gril et cuire à haute température pendant 5 minutes de plus.
4. Répartir dans les assiettes et servir chaud.

Prendre plaisir!

Nutrition: calories 450, matières grasses 24, fibres 0, glucides 3, protéines 60

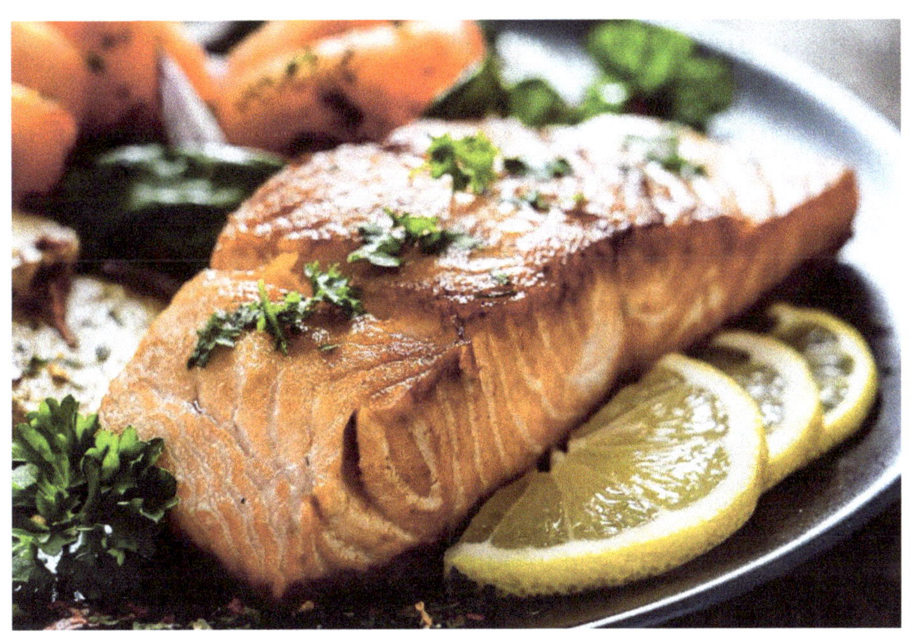

Poulet italien spécial

C'est un plat céto à l'italienne que nous apprécions vraiment!

Temps de préparation: 10 minutes

Temps de cuisson: 20 minutes

Portions: 4

Ingrédients:

- ¼ tasse d'huile d'olive
- 1 oignon rouge, haché
- 4 poitrines de poulet, sans peau et désossées
- 4 gousses d'ail émincées
- Sel et poivre noir au goût
- ½ tasse d'olives italiennes, dénoyautées et hachées
- 4 filets d'anchois, hachés
- 1 cuillère à soupe de câpres, hachées
- 1 livre de tomates, hachées
- ½ cuillère à café de flocons de piment rouge

Les directions:

1. Assaisonner le poulet de sel et de poivre et frotter avec la moitié de l'huile.
2. Placer dans une casserole que vous avez chauffée à haute température, cuire 2 minutes, retourner et cuire encore 2 minutes.
3. Introduire les poitrines de poulet au four à 450 degrés F et cuire au four pendant 8 minutes.
4. Sortez le poulet du four et répartissez-le dans les assiettes.
5. Chauffer la même poêle avec le reste de l'huile à feu moyen, ajouter les câpres, l'oignon, l'ail, les olives, les anchois, les flocons de piment et les câpres, remuer et cuire 1 minute.
6. Ajouter le sel, le poivre et les tomates, remuer et cuire encore 2 minutes.
7. Arrosez les poitrines de poulet et servez.

Prendre plaisir!

Nutrition: calories 400, matières grasses 20, fibres 1, glucides 2, protéines 7

Poulet au citron simple

Vous verrez bientôt à quel point cette recette de céto est facile!

Temps de préparation: 10 minutes

Temps de cuisson: 45 minutes

Portions: 6

Ingrédients:

- 1 poulet entier, coupé en morceaux moyens
- Sel et poivre noir au goût
- Jus de 2 citrons
- Zeste de 2 citrons
- Ecorces de citron de 2 citrons

Les directions:

1. Mettre les morceaux de poulet dans un plat allant au four, assaisonner de sel et de poivre au goût et arroser de jus de citron.
2. Mélanger pour bien enrober, ajouter le zeste de citron et les zestes de citron, introduire au four à 375 degrés F et cuire au four pendant 45 minutes.
3. Jeter les zestes de citron, répartir le poulet dans les assiettes, arroser de sauce du plat de cuisson et servir.

Prendre plaisir!

Nutrition: calories 334, matières grasses 24, fibres 2, glucides 4,5, protéines 27

Poulet Frit Et Sauce Paprika

C'est très sain et ça fera une excellente idée de dîner!

Temps de préparation: 10 minutes

Temps de cuisson: 20 minutes

Portions: 5

Ingrédients:

- 1 cuillère à soupe d'huile de coco
- 3 poitrines de poulet et ½ livres
- 1 tasse de bouillon de poulet
- 1 tasse et ¼ d'oignon jaune, haché
- 1 cuillère à soupe de jus de citron vert
- ¼ tasse de lait de coco
- 2 cuillères à café de paprika
- 1 cuillère à café de flocons de piment rouge
- 2 cuillères à soupe d'oignons verts, hachés
- Sel et poivre noir au goût

Les directions:

1. Chauffer une poêle avec l'huile à feu moyen-vif, ajouter le poulet, cuire 2 minutes de chaque côté, transférer dans une assiette et laisser de côté.
2. Réduire le feu à moyen, ajouter les oignons dans la poêle et cuire 4 minutes.
3. Ajouter le bouillon, le lait de coco, les flocons de piment, le paprika, le jus de lime, le sel et le poivre et bien mélanger.
4. Remettre le poulet dans la poêle, ajouter du sel et du poivre, couvrir la poêle et cuire 15 minutes.
5. Répartir dans les assiettes et servir.

Prendre plaisir!

Nutrition: calories 140, lipides 4, fibres 3, glucides 3, protéines 6
20

Conclusion

C'est vraiment un livre de cuisine qui change la vie. Il vous montre tout ce que vous devez savoir sur le régime cétogène et vous aide à démarrer.

Vous connaissez maintenant certaines des meilleures et des plus populaires recettes cétogènes au monde.

Nous en avons pour tous les goûts!

Alors, n'hésitez pas trop et commencez votre nouvelle vie en tant qu'adepte du régime cétogène!

Mettez la main sur cette collection de recettes spéciales et commencez à cuisiner de cette manière nouvelle, excitante et saine!

Amusez-vous beaucoup et profitez de votre régime cétogène!

CPSIA information can be obtained
at www.ICGtesting.com
Printed in the USA
BVHW091537180321
602886BV00003B/344